I. H. Monrad Aas

A organização virtual de telemedicina

I. H. Monrad Aas

A organização virtual de telemedicina

ScienciaScripts

Cover image: www.ingimage.com

This book is a translation from the original published under ISBN 978-3-330-65007-7.

Publisher:
Sciencia Scripts
is a trademark of
Dodo Books Indian Ocean Ltd. and OmniScriptum S.R.L publishing group

120 High Road, East Finchley, London, N2 9ED, United Kingdom
Str. Armeneasca 28/1, office 1, Chisinau MD-2012, Republic of Moldova, Europe
Printed at: see last page
ISBN: 978-620-8-12456-4

RESUMO

Na telemedicina, as organizações que se encontram frequentemente a grandes distâncias trabalham em conjunto. Não é óbvio que essa colaboração funcione bem. As medidas de colaboração são instrumentos para conseguir uma boa cooperação em telemedicina. A investigação empírica identificou medidas de colaboração em telemedicina. *Objetivo: Mostrar como a colaboração em telemedicina pode funcionar bem com a ajuda de medidas de colaboração.* Para a telerradiologia, foram identificadas 17 medidas para melhorar a colaboração e, para a consulta à distância, 10 medidas. Embora a telerradiologia e a consulta à distância sejam aplicações bastante diferentes da telemedicina, encontramos uma certa semelhança nas medidas de colaboração. A telemedicina implica trabalhar com organizações virtuais. Existem problemas com as organizações virtuais. As organizações que planeiam a telemedicina como uma atividade normal e não apenas como um projeto de campeões têm um trabalho a fazer. Pelo menos se for planeado um volume maior. Nenhum dos problemas de colaboração em telemedicina é suficientemente grande para impedir uma colaboração efectiva. Apesar da semelhança das medidas de colaboração em telerradiologia e consultas à distância, diferentes aplicações de telemedicina podem exigir medidas de colaboração ligeiramente diferentes. Para o futuro da telemedicina, considera-se importante que a investigação inclua estudos de colaboração para aplicações não abrangidas aqui. Deverá ser desenvolvido um conjunto de conhecimentos com informação sobre as medidas de colaboração necessárias para as diferentes aplicações. A concretização dos benefícios da telemedicina depende da implementação das medidas de colaboração corretas.

INTRODUÇÃO

O conhecimento das consequências organizacionais é essencial para o futuro da telemedicina. A partir de projectos noruegueses de telemedicina, numerosas publicações mostraram muitas consequências organizacionais e muitos tipos de consequências organizacionais (Aas 2007). O trabalho de vários autores, baseado em amostras de diferentes países, confirma as conclusões da Noruega (Aas 2011). Encontramos consequências organizacionais para uma série de aplicações. Os factores organizacionais são de importância fundamental para o futuro da telemedicina. Trabalhar com telemedicina não é tão simples como a morte da distância e nada mais. Para concretizar a grande promessa da telemedicina, é necessário desenvolver padrões sociais e de comunicação eficazes (Standing et al. 2014).

Os cuidados de saúde são essencialmente um processo de colaboração. Os indivíduos que trabalham isoladamente não possuem todas as competências e conhecimentos necessários para resolver os problemas de diagnóstico e tratamento. Na literatura internacional, encontram-se várias definições de colaboração (Cohen e Mankin 1999; Biggs 1997; Dhar e Olsson 1989; Paul 2005). Uma definição é (Chen et al. 2002): Esforço cognitivo conjunto para atingir um objetivo acordado. O valor da colaboração depende da qualidade, relevância e complementaridade dos conhecimentos dos colaboradores (Paul 2005). A telemedicina exige a cooperação entre as partes envolvidas. Na telemedicina, as organizações que estão frequentemente localizadas a uma grande distância umas das outras trabalham em conjunto. Não é um dado adquirido que essa cooperação funcione bem. De um modo geral, a colaboração não funciona necessariamente bem, e a colaboração para além das fronteiras organizacionais é uma fonte de problemas significativos (Buunk et al. 1998; Chanlat 1997; Wagner 2000). O trabalho de telemedicina tem frequentemente lugar para além das fronteiras organizacionais. Estudos empíricos demonstraram que a cooperação telemédica pode funcionar bem. Isto aplica-se a aplicações muito diferentes, como a telerradiologia e as consultas telemédicas à distância (por exemplo, a telepsiquiatria) (Aas 2001a; 2005).

Para colher os benefícios da telemedicina, é necessário adotar as acções de colaboração corretas (Aas 2001; 2005). Uma ação pode ser definida como: "qualquer manobra realizada como parte do progresso em direção a um objetivo" (Princeton University 2014). As medidas de colaboração em telemedicina são ferramentas para conseguir uma boa colaboração em telemedicina. Se a telessaúde for planeada como uma atividade de rotina e não apenas como um projeto levado a cabo por campeões, é necessário implementar medidas de colaboração. Pelo menos se for planeado um volume maior. É importante notar que a investigação empírica identificou medidas de colaboração em telemedicina (Aas 2001a; 2005a). Pode ser sensato aprender com as experiências de outros.

Objetivo: Apresentar uma proposta para resolver o problema crucial da cooperação telemedical com a ajuda de medidas de cooperação.

DOIS CASOS DE COOPERAÇÃO ORGANIZACIONAL NO DOMÍNIO DA TELEMEDICINA

No que respeita à colaboração não relacionada com as telecomunicações, foi efectuada investigação sobre o que é necessário para que a colaboração funcione bem (Cohen e Mankin 1999). Por exemplo, comportamentos como a harmonização e o compromisso, o encorajamento, a definição de normas, os objectivos comuns, a partilha de informações, a forma como os membros coordenam os seus esforços e o reconhecimento da relevância das competências de cada um são importantes para uma boa colaboração (Cohen e Mankin 1999). A realização do trabalho com recurso às telecomunicações representa uma mudança profunda no processo de produção. Vários aspectos do trabalho podem mudar, tais como quem o executa, onde o trabalho é executado, que tipo de conhecimento é necessário para executar o trabalho e como a natureza, o número e o tempo dos elementos do processo de produção mudam. Para o futuro da telemedicina, é importante a procura de referências de colaboração específicas da telemedicina. Na telemedicina, é feita uma distinção entre trabalho síncrono e assíncrono. A telemedicina síncrona exige que todos os participantes estejam presentes ao mesmo tempo, enquanto a telemedicina assíncrona não exige que os participantes estejam presentes ao mesmo tempo. É fácil imaginar que os problemas de colaboração são diferentes para a telemedicina síncrona e assíncrona. As medidas para melhorar a colaboração também serão diferentes. Os dois casos aqui apresentados representam a colaboração síncrona e assíncrona, ou seja, a telerradiologia e a teleconsulta médica à distância.

Capítulo 1

O CASO DA COOPERAÇÃO TELERRADIOLÓGICA

As primeiras experiências telerradiológicas foram realizadas no Canadá no final da década de 1950, tendo havido várias nos EUA na década de 1960-1980 (Ruggiero 1998). Com o PACS (Picture Archiving and Communication System), as imagens são armazenadas em computadores e apresentadas em ecrãs para interpretação. Desde a introdução do PACS e da grande capacidade das telecomunicações, a transmissão de imagens radiológicas de um estabelecimento de saúde para outro é muito mais fácil e rápida do que anteriormente. Começou uma nova era para a radiologia. O processo de produção em radiologia consiste em dois elementos básicos: a aquisição de imagens e a interpretação de imagens. Tradicionalmente, a aquisição e a interpretação de imagens são efectuadas no mesmo local. A nova tecnologia exige uma reorganização do processo de produção. As imagens podem ser captadas num local e interpretadas noutro. Trata-se de uma reorganização fundamental do processo de produção.

A transmissão de imagens radiológicas de um local para outro requer a colaboração entre indivíduos e organizações. Foram efectuados estudos sobre telerradiologia e colaboração (Aas 2005a; 2011; 2013). Questões significativas de colaboração são negativas para o futuro da telerradiologia. O conhecimento sobre a colaboração é importante e as melhorias na colaboração podem, por si só, aumentar o volume da telerradiologia. É necessário identificar os problemas de colaboração em telerradiologia e encontrar medidas para tornar essa colaboração possível.

Medidas para melhorar a cooperação no domínio da telerradiologia

Os comentários que se seguem baseiam-se em material empírico obtido através de entrevistas qualitativas com pessoas que têm muita experiência com PACS e telerradiologia, e através de análises posteriores deste material (Aas 2005a; 2011; 2013). As respostas dos entrevistados são apresentadas em itálico. A Tabela 1 apresenta uma visão geral das medidas de colaboração.

1) Responsabilizar alguém e atribuir-lhe tarefas

Os departamentos de radiologia devem nomear uma pessoa responsável pela colaboração telerradiológica. Caso contrário, a telerradiologia pode ser vista como algo que "interfere com outras actividades" e "é vista como algo que causa problemas". Num serviço que tinha tentado trabalhar sem

Quando alguém foi encarregado de o fazer, um participante disse: "As pessoas tiveram de ser retiradas das suas tarefas diárias e as imagens eram bastante perturbadoras".

É importante nomear um responsável pela telerradiologia. Sobretudo quando a telerradiologia é planeada em grande escala. Alguém em cada local deve assumir a responsabilidade diária pelo envio, receção e interpretação das imagens recebidas. Isto inclui cuidar da tecnologia, assegurar que o pessoal de diferentes locais possa trabalhar em conjunto e que as rotinas de cooperação sejam conhecidas. É necessário ter pessoas de contacto que sejam responsáveis pela ligação com os departamentos que colaboram. As pessoas de contacto devem estar familiarizadas com a telerradiologia, incluindo a tecnologia e as referências, e conhecer as pessoas de contacto nos serviços que colaboram. A pessoa de contacto e a pessoa responsável pela telerradiologia podem ser a mesma pessoa. Se os parceiros remotos estiverem constantemente a mudar, podem surgir problemas de comunicação (Uldal e Stormer 1998). A transmissão de referências electrónicas também parece exigir uma pessoa responsável na extremidade recetora (Wotton et al. 2003). Se os papéis forem claramente definidos, evita-se a confusão sobre quem deve decidir o quê (Cascio 1999). Apenas as questões mais essenciais são deixadas à direção para decidir. Os responsáveis podem também efetuar eles próprios o trabalho de telemedicina. A cooperação com eles é mais fácil (Aas 2001a; 2001b).

Os departamentos de radiologia envolvidos na telerradiologia devem chegar a acordo sobre a distribuição das tarefas. Um parceiro de comunicação afirmou: "Temos de o fazer. Caso contrário, a cooperação será um pouco caótica". E o resultado deve ser: "Todos os envolvidos devem ter a mesma opinião sobre a distribuição de responsabilidades e tarefas". "Uma boa logística pode levar a mais telerradiologia".

Se as etapas de um processo de produção estiverem distribuídas por diferentes locais, é possível chegar a um entendimento comum das tarefas através de reuniões conjuntas. Todas as partes envolvidas devem participar nas reuniões (Karasti et al. 1998). As organizações são responsáveis pela organização destas reuniões. Os departamentos devem percorrer em conjunto as etapas do processo de produção e decidir quem assume que tarefas e quem é responsável. Isto aplica-se não só em casos normais, mas também quando surgem problemas. O feedback desempenha um papel importante na colaboração em telerradiologia. Os participantes podem discutir o seu trabalho em intervalos regulares. Isto aplica-se tanto à produção propriamente dita como a questões de manutenção.

2) Conhecermo-nos uns aos outros

É importante que os parceiros na colaboração telerradiológica se conheçam uns aos outros. Um deles afirmou: "Antes de mais, temos de nos conhecer", e outro: "Funciona bem com o hospital (nome do hospital) porque temos uma boa comunicação. Conhecemo-nos uns aos outros". O contacto pode ser mantido através da organização de uma reunião com uma certa periodicidade, por exemplo, uma vez por ano. Depois disso, os participantes podem "falar uns com os outros ao telefone de forma amigável".

Na telerradiologia, pessoas de diferentes organizações podem trabalhar em conjunto. O facto de se conhecerem uns aos outros desempenha um papel positivo na cooperação. Noutras áreas da telemedicina, o conhecimento mútuo também desempenha um papel positivo na cooperação (Aas 2001a). Quando as pessoas estão ausentes

Se os doentes não se conhecerem e se sentirem inseguros em relação à tecnologia, o resultado pode ser uma telerradiologia deficiente. As reuniões presenciais são essenciais para criar confiança mútua e incentivar a comunicação (Weinstein et al. 1997). A ansiedade de comunicar com os outros pode prever a vontade de comunicar (Eikebrokk 1997).Se a telerradiologia estiver planeada, devem ser organizadas reuniões presenciais. Poderá então ser necessário um contacto presencial regular para construir e reforçar as relações (Barrett et al. 2004). Quando as partes se encontram pessoalmente, podem discutir tópicos de interesse comum. Podem desenvolver uma compreensão partilhada do processo de trabalho em colaboração e chegar a acordo sobre procedimentos comuns (Karasti et al. 1998). Todas as pessoas que desempenham um papel no trabalho cooperativo devem participar, independentemente da sua posição (Karasti et al. 1998). A proximidade e a interação face a face podem ser cruciais para a construção de relações interpessoais de cooperação nas fases iniciais da interação entre parceiros de trabalho (Walther et al. 2005).É concebível que a comunicação através da tecnologia altere a interação entre o pessoal de saúde e os doentes e reduza a qualidade dos cuidados. O contacto pessoal é considerado melhor. Um estudo empírico no domínio dos cuidados domiciliários mostrou que uma mistura de visitas reais e virtuais não afecta a qualidade (Demiris et al. 2003). A investigação noutras áreas para além dos cuidados de saúde mostrou que a proximidade física pode ter um efeito positivo e que a proximidade é difícil de simular na videoconferência, por exemplo (Hinds e Kiesler 2002).

Com a telerradiologia, formam-se novas redes sociais e o capital social das organizações aumenta (Welsh e Pringle 2001). A troca de percepções e a criação de um é importante para uma comunicação eficaz (McCarthy e Monk 1994; Mynatt et al. 1997). Quando se constroem relações entre organizações, estas podem desenvolver conjuntamente novos conhecimentos (Hagedorn e Duysters 2002).

Quadro 1. Resumo das 7 medidas para melhorar a cooperação telerradiológica

1) Make someone responsible and distribute tasks	To make someone responsible for teleradiology is important. Not at least when teleradiology of a greater volume is planned.
2) Knowing each other	Teleradiology means collaboration between individuals from different organizations. Knowing one another plays a positive role for the collaboration. Face-to-face meetings should be organized.
3) Problems of attitude	Co-operation problems are not just software and hardware problems, but also 'humanware' problems. Personality plays a role. Better co-operation when the involved are motivated and interested. Use persons with positive attitudes or motivate personnel for teleradiology.
4) Support from management	Support and involvement from management necessary for teleradiology. Departments with an active and interested leader are more positively evaluated by collaborating departments. Higher management levels should develop departmental managers into champions for teleradiology.
5) Organizational merger	Teleradiology in-between organizationally merged departments works better. Evaluate merger as a tool for problem reduction.
6) Organize time for teleradiology at the	Teleradiology can compete with ordinary work tasks for the personnel's time. Pressure to participate in

radiology departments	ordinary work can be great. Managers must inform all personnel that teleradiology is an equally legitimate work task. Organize the departments' resources both for ordinary work and teleradiology.
7) Distribution of production capacity in-between radiology departments	Teleradiology of a larger volume may lead to significant change in the distribution of workload between co-operating departments. Regional health authorities may have to reconsider distribution of production capacity in-between radiology departments.
8) Experience with teleradiology	Experience plays a positive role. Better collaboration with larger volumes teleradiology. Health authorities can promote larger volumes by deciding criteria for teleradiology, which results in and maintains larger volumes.
9) Good referrals (requests) and good interpretations	Good referrals especially important for teleradiology. They make it easier for the radiologist to get a good idea about patient problem. Competence in referrals can be developed and electronic referrals with standardized contents can be used. Good quality interpretations play a positive role for the collaboartion. Interpretations can be written on an electronic form with standardised contents.
10) Quick replies to clinicians	Easier to collaborate when requesting clinician receives the interpretation quickly. Routines should be established securing that clinicians receive interpretations quickly.
11) Improved schooling of radiographers	Competence is necessary when problems with the technology, for assistance with the daily use, and teaching of new personnel. Radiographers can be educated into «superusers» taking care of such tasks.
12) Thorough learning of procedures	The involved should be familiar with procedures used. Personnel can be «drilled» in procedures for sending and receiving images.
13) Standardisation of procedures and	When radiologists perform interpretations, it is important to know how images were obtained.

nomenclature	Radiology departments can communicate and agree to use the same radiology procedures. One and the same procedure must have the same name at collaborating departments. Departments can use standardised nomenclature developed at national level, or communicate to obtain standardised nomenclature.
14) Economic and ethical motivations for teleradiology	Economic incentives can be used to promote teleradiology. Costs should be covered for participating organizations. Teleradiology can improve quality and it becomes ethically indefensible not to use it. When departments discuss teleradiology collaboration the ethical motivation should be a part of the discussion.
15) Connect all the departments' workstations	It should be possible to transmit images to and from all workstations. All radiology work stations should be integrated in the departments', the hospitals' and the health region's network.
16) IT-personnel's knowledge	Teleradiology collaboration works better when partners have access to good technology knowledge. Hospital IT-personnel should learn about the new technology, have an introduction to how a radiology department works, its needs, relationship to the rest of the hospital, and other parts of the health service. Larger radiology departments can consider employment of IT-personnel at own department.
17) Technology and collaboration	Technical problems with communication make teleradiology collaboration difficult. Collaborating departments can have the same technology (hardware and software), require from vendors that the technology they buy can communicate, and a region can have a common computer store.

3) Problemas de recrutamento

Um verdadeiro problema do teletrabalho são as questões de atitude. Num estudo empírico sobre telerradiologia, um entrevistado afirmou: "A nível humano, trata-se de motivação e de indivíduos. De um modo geral, há uma vontade positiva de o fazer de forma exaustiva", e outro entrevistado: "Há muito a fazer a nível humano", e outro disse: "No hospital (nome do hospital), são positivos no que diz respeito aos serviços. Respondem rapidamente e temos o mesmo entusiasmo". Mas também há experiências negativas com a colaboração: "É mais difícil trabalhar com o (nome do hospital). As pessoas estão menos interessadas", e outro disse: "--- a cooperação com o (nome do hospital) é mais difícil. Há falta de interesse e atitudes contraditórias --- na minha opinião, é uma falta de vontade de cooperar".

O problema da colaboração não é apenas um problema de software e hardware, mas também um problema de "humanware". Quando personalidades diferentes trabalham em conjunto, podem surgir conflitos emocionais. Na telemedicina, esses conflitos também podem ocorrer entre organizações e dificultar a colaboração. Se as pessoas envolvidas estiverem motivadas e interessadas, a colaboração funciona melhor. Pode ser aconselhável destacar pessoas com uma atitude positiva ou motivar o pessoal para a telerradiologia. Sabemos, com base noutras formas de telemedicina, que a personalidade desempenha um papel importante na cooperação (Aas 2001a).

Existem três tipos principais de conflitos no trabalho organizado: Conflitos de interesses, conflitos de valores e conflitos psicológicos (Chanlat 1997). Um obstáculo à cooperação pode ser o desejo de proteger o próprio território e a própria autoridade (Bergren 1989; McCaughan 1998). A cultura pode ser importante e refere-se aos padrões de valores e crenças que as pessoas aprendem nos seus respectivos ambientes sociais (Chanlat 1997). Os conflitos podem existir a diferentes níveis:

Interpessoal, intergrupal e inter-organizacional. Cabe a um gestor discutir os problemas de recrutamento com o pessoal (e mudar as atitudes).

4) Apoio da direção

O apoio da direção parece ser importante para a telerradiologia. Os departamentos com um chefe ativo e interessado são avaliados mais favoravelmente pelos departamentos cooperantes e fazem mais para pôr a telerradiologia a funcionar.

A responsabilidade final pela colaboração fora da organização cabe aos gestores. Quando as organizações trabalham externamente, é necessário o apoio e o envolvimento da direção. A telerradiologia não deve ser introduzida apenas por iniciativa dos que são a favor desta tecnologia. A colaboração virtual implica novas tarefas para os gestores. Estes têm de estabelecer contacto com os departamentos com os quais pretendem trabalhar, envolver-se em questões de colaboração externa, encontrar soluções para problemas de colaboração telerradiológica, apoiar os envolvidos na telerradiologia e tornar o seu apoio à telerradiologia visível para o seu próprio pessoal em geral. Um gestor ativo e interessado promove a telerradiologia.

Para os gestores, a telemedicina significa que menos do trabalho da sua organização é realizado com controlo direto através da sua própria cadeia de comando. Se o poder for restringido, isso pode afetar o estatuto do gestor e ser visto como uma ameaça. Em organizações claramente hierárquicas, este facto pode levar a uma rutura na colaboração (Mohrman 1999). No trabalho virtual, a responsabilidade na organização pode ser transferida tanto quanto possível para baixo (Aas 1997) e a autonomia nos níveis operacionais deve ser suficientemente grande para explorar o potencial de cada um (Hertog e Tolner 1997).

5) Fusão de organizações

As fusões de organizações podem ter efeitos positivos na telerradiologia. Os entrevistados de alguns departamentos de radiologia referiram muito poucos problemas de cooperação. Estes inquiridos efectuaram telerradiologia entre departamentos com fusões organizacionais. Um deles afirmou: "A cooperação é muito fácil" e outro: "É perfeita". Também mencionaram explicitamente o efeito positivo da fusão de organizações. Os seus comentários diferem significativamente dos dos inquiridos que colaboraram em telerradiologia com departamentos organizacionais separados.

Uma vez que as fusões organizacionais têm um efeito positivo na cooperação telerradiológica, as fusões podem ser utilizadas para reduzir os problemas de cooperação. A fusão de departamentos pode ser efectuada no âmbito de uma fusão hospitalar, ou os departamentos de radiologia podem ser fundidos sem uma fusão hospitalar. A fusão de serviços de radiologia não é necessariamente motivada apenas pela telerradiologia, mas também pelo desejo de uma melhor coordenação em geral. A telerradiologia intra-organizacional entre departamentos distantes do mesmo hospital também tem sido referida como "PACS regional" (Caramelli et al. 2002).

A fusão de hospitais pode ser feita através da fusão de alguns ou de todos os hospitais numa área maior. A fusão dos serviços de radiologia deve fazer parte deste processo e estes devem ter uma direção comum. A fusão de serviços de radiologia sem fusão de hospitais não é permitida.

muito experimentado e testado. Nos hospitais, os serviços de radiologia são frequentemente fundidos com os serviços clínicos e as consequências para a sua colaboração devem ser analisadas. Pode ser organizado um mercado interno com compradores e fornecedores. Os custos devem ser calculados para os serviços que um serviço de radiologia recebe do hospital (por exemplo, alojamento e aquecimento) e para os serviços que são prestados ao hospital (por exemplo, serviços radiológicos para os serviços de camas). O hospital pode pagar aos serviços de radiologia com base numa taxa por serviço ou num orçamento anual total baseado em custos históricos. Sabemos pouco sobre as economias de escala dos serviços de radiologia.

Foi demonstrado que o diretor-geral da organização tem uma influência positiva e significativa na comunicação eletrónica (Schmitz e Fulk 1991). O diretor comum dos departamentos fundidos pode promover a resolução conjunta de problemas e um sentimento de pertença ao mesmo departamento, organizando reuniões profissionais e sociais conjuntas. As organizações fundidas têm um orçamento comum e não há discussão sobre a distribuição de custos e receitas entre os locais, o que limita a telerradiologia. Toda a capacidade de produção pode ser utilizada sem obstáculos organizacionais. O pessoal pode rodar entre os locais e a familiarização com as condições noutros locais pode facilitar a colaboração. Os problemas com lugares não preenchidos e as ausências por doença podem ser resolvidos mais facilmente através da rotação.

A cooperação pode ser mais fácil a nível operacional do que a nível estratégico (van Gils 1984). Na gestão, a formulação conjunta de objectivos foi considerada como um instrumento de resolução de problemas. No sector privado, o MBO (Management By Objectives) tem as suas raízes nos anos 50 (L®greid
1991; Mintzberg 1994). Ao introduzir as TI, a formulação de objectivos foi considerada importante (Eason 2001; Mohrman 1999). No entanto, para a telerradiologia, a comunicação sobre os objectivos parece ter um valor limitado e o trabalho com objectivos comuns não pode substituir a unidade organizacional (Aas 2005a).

6) Programar o tempo para a telerradiologia nos serviços de radiologia

O trabalho dos serviços de radiologia deve ser organizado de modo a que haja tempo para a telerradiologia. Caso contrário, o pessoal pode dizer que "não tem tempo" para a telerradiologia. A telerradiologia deve ser incluída nas tarefas diárias de trabalho.

Os serviços de radiologia trabalham tradicionalmente ao serviço dos serviços clínicos, mas a telerradiologia significa ter um novo parceiro de colaboração. A telerradiologia interfere com as actividades de uma organização e pode afetar a sua autonomia. O âmbito da telerradiologia pode ser demasiado pequeno para ser a única tarefa de trabalho de um empregado. Os empregados devem dividir o seu tempo entre a telerradiologia e o trabalho normal. A telerradiologia pode competir com as tarefas normais de trabalho pelo tempo do pessoal. Se a carga de trabalho for pesada com as tarefas normais, a pressão para participar pode ser considerável. A responsabilidade pela organização do trabalho cabe ao chefe de serviço. O supervisor deve informar todo o pessoal de que a telerradiologia é uma tarefa de trabalho igualmente legítima. Caso contrário, existe o risco de o pessoal de telerradiologia ser rejeitado como "corpo estranho" pela organização envolvente (Hertog e Tolner 1997). Em departamentos maiores com muita telerradiologia, pode considerar-se a hipótese de criar uma unidade organizacional separada para a telerradiologia. Se a carga de trabalho flutuar ao longo do tempo e o pessoal não puder mudar o departamento em que trabalha, isto pode levar a um desfasamento periódico entre a capacidade de trabalho e a carga de trabalho do departamento de telerradiologia e do(s) outro(s) departamento(s).

7) Distribuição da capacidade de produção pelos serviços de radiologia

Um serviço de radiologia que recebe grandes volumes de imagens para interpretação deve ter a capacidade de servir os outros".

Um maior volume de telerradiologia pode levar a alterações significativas na distribuição da carga de trabalho entre os serviços que colaboram. A questão do ajustamento da distribuição da capacidade de produção é importante. As autoridades sanitárias ou os quadros superiores das grandes organizações podem ter de decidir sobre uma nova distribuição da capacidade de produção. Isto pode incluir a especialização em certos tipos de radiologia que são tratados por diferentes departamentos.

8) Experiência em telerradiologia

A experiência desempenha um papel positivo na telerradiologia. A telerradiologia pode ser "mais fácil para aqueles que fazem parte do sistema há muito tempo". Os serviços menos experientes podem atingir rapidamente o mesmo nível se os serviços experientes "ensinarem os outros hospitais". A atitude mais positiva é adoptada pelos serviços "que experimentaram o valor da telerradiologia em casos agudos".

A experiência desempenha um papel positivo na telemedicina. Quando o volume de telerradiologia é maior, a cooperação funciona melhor. Sabe-se também que a experiência é um fator positivo para outros serviços de telemedicina (Aas 2001a; 2001b). Um maior volume conduz a parceiros mais experientes na cooperação. Verificou-se igualmente que um maior volume conduz a melhores classificações da telerradiologia por parte dos radiologistas (Krupinski et al. 2003). A direção de alto nível pode encorajar um maior volume, estabelecendo critérios para a telerradiologia que conduzam e mantenham um maior volume. Da mesma forma, os departamentos que têm experiência com a tecnologia podem desempenhar um papel didático. As pessoas desses departamentos podem visitar departamentos inexperientes, os departamentos inexperientes podem ter alguém que possam consultar em departamentos experientes e podem ser organizadas reuniões conjuntas em que os departamentos experientes desempenham um papel importante.

9) Boas referências e bons intérpretes

As boas referências são particularmente importantes para a telerradiologia. As pessoas envolvidas podem dizer: "É mais fácil trabalhar com o (nome do hospital) - a informação está mais facilmente disponível e a informação é melhor. Trata-se de melhores encaminhamentos, interpretações". A colaboração torna-se mais fácil se as referenciações forem efectuadas através do "preenchimento de um formulário que pode ser facilmente enviado por correio".

Boas referências facilitam ao radiologista a obtenção de uma boa imagem do problema do doente e do tratamento anterior. Em telerradiologia, o doente e o médico responsável não são tão facilmente contactáveis. Os serviços clínicos devem desenvolver as suas competências em matéria de referenciação e esforçar-se por obter boas referenciações. É importante que a informação contida na referenciação seja exacta (Caramella et al. 2000). A resposta pode estar nas referenciações electrónicas com requisitos de conteúdo normalizados, mas essas referenciações electrónicas podem exigir: *"- muito trabalho para preencher. Podia ter sido mais fácil"* (Aas 2005b). As consultas electrónicas normalizadas podem exigir informações demográficas e clínicas, bem como informações práticas, tais como Procedimentos para o envio de informações e imagens (por exemplo, quem é responsável pelo envio, quem deve receber a interpretação do radiologista), quando e como é desejada uma resposta (por exemplo, imediatamente, por telefone, correio eletrónico, fax), tipo de exame radiológico solicitado, nome do radiologista que deve realizar a interpretação, se um terceiro hospital está envolvido e quem está lá, e se um exame radiológico do mesmo problema foi realizado anteriormente e com que interpretação. Podem também ser criados formulários normalizados para grupos específicos de doentes, por exemplo, se um hospital local pretender que seja um neurorradiologista a efetuar a interpretação.

Na telerradiologia, as interpretações de boa qualidade desempenham um papel positivo na colaboração. A interpretação pode ser escrita num formulário eletrónico, com requisitos de conteúdo normalizados, e enviada por correio eletrónico para o clínico que a solicita. Na telerradiologia, as reuniões conjuntas entre clínicos e radiologistas (as conferências clínico-radiológicas) são impossíveis. A menos que sejam organizadas sob a forma de videoconferências. O clínico pode considerar o radiologista menos disponível para a comunicação. Para evitar que a telerradiologia se torne uma alternativa de segunda escolha, a qualidade da interpretação pelo radiologista deve ser mais enfatizada.

10) Respostas rápidas para os clínicos

Se o médico requerente "compreender" rapidamente a interpretação, é mais fácil trabalhar em conjunto.

Se o clínico receber os resultados telerradiológicos mais tarde do que os outros resultados radiológicos, isso pode levar a uma imagem negativa da telerradiologia. A continuidade dos cuidados pode ser afetada como resultado (Haggerty et al. 2003). É necessário estabelecer rotinas para assegurar que os médicos recebem as interpretações rapidamente. As respostas rápidas dos radiologistas são vistas com bons olhos.

Nos casos agudos, a obrigação de atuar rapidamente é clara. Para os casos não agudos, uma resposta rápida pode ser encorajada de várias formas. As medidas organizacionais nos departamentos de radiologia são importantes para que o pessoal tenha tempo para a telerradiologia. Os incentivos económicos, em que as organizações geram receitas através da cobrança de taxas pelos serviços, são importantes (Aas 1995). A tecnologia oferece uma oportunidade que pode ser explorada. As imagens de diferentes locais podem ser armazenadas num computador comum. Os radiologistas podem ser automaticamente notificados nos seus ecrãs (ou telemóveis) de que as imagens estão a aguardar análise.

11) Melhoria da formação dos técnicos de radiologia

Todos os serviços precisam de um "grupo de pessoas com melhores conhecimentos sobre a tecnologia. Há demasiadas coisas para toda a gente aprender". Alguns serviços têm técnicos de radiologia com formação específica nesta tecnologia e chamam-lhes "superutilizadores".

Quando tudo funciona, a telerradiologia e o PACS não são particularmente exigentes, mas quando ocorrem problemas, são necessários mais conhecimentos. Todos os departamentos devem ter pessoal que possa ensinar os novos funcionários a utilizar a tecnologia, ajudar os outros na utilização quotidiana, resolver problemas e corrigir erros

menos complicados. Os técnicos de radiologia podem receber formação para se tornarem "superutilizadores".
Para problemas mais difíceis, vários hospitais podem partilhar um serviço de assistência, o pessoal de TI do hospital deve ter um bom conhecimento da tecnologia e a experiência do fornecedor de tecnologia deve estar disponível.

12) Aprendizagem exaustiva dos procedimentos

Os processos de trabalho devem ser bem aprendidos. O pessoal pode ser "treinado" nos procedimentos de envio e receção de imagens. Os participantes podem: "ver o valor de procedimentos que funcionam bem quando algo de grave acontece".

Com a aprendizagem exaustiva de todos os elementos do processo de trabalho, a incerteza quanto à forma de efetuar a telerradiologia desaparece. Os procedimentos em si precisam de ser bem trabalhados para garantir que são racionais. Em situações agudas, o tempo não permite a discussão sobre a forma como a telerradiologia deve ser efectuada. É particularmente importante que as rotinas em casos agudos sejam bem conhecidas e aprendidas. Se a colaboração não funcionar na situação aguda, a telerradiologia pode ser desacreditada, mas se funcionar, o pessoal pode reconhecer o valor da telerradiologia e cria-se uma atmosfera positiva para uma utilização alargada.

13) Normalização dos procedimentos e da nomenclatura

É importante que os locais que colaboram tenham procedimentos radiológicos semelhantes. As pessoas envolvidas na telerradiologia podem dizer: "Temos de ter procedimentos semelhantes. Quando interpretamos imagens de outros locais, precisamos de saber como as imagens radiológicas foram obtidas", e "Temos procedimentos semelhantes. Isto tem evoluído ao longo do tempo". Se a telerradiologia for efectuada a nível internacional, "é necessário ter mais em conta as normas internacionais".

Procedimentos radiológicos. Para a interpretação, é importante saber como as imagens foram obtidas. Uma solução pode ser que os serviços de radiologia utilizem os mesmos procedimentos radiológicos. A fusão dos serviços facilita a normalização dos procedimentos. O chefe de departamento pode assegurar a normalização dos procedimentos. A baixa estabilidade da mão de obra pode dificultar o cumprimento dos procedimentos estabelecidos. A normalização dos procedimentos também facilita a rotação do pessoal entre departamentos. A tecnologia permite o envio de imagens para o estrangeiro para análise. Neste caso, devem ser respeitadas as normas internacionais em matéria de procedimentos radiológicos. Um elevado grau de semelhança na prática da medicina é considerado de boa qualidade. A telerradiologia pode conduzir a uma harmonização das normas profissionais.

Nomenclatura. A nomenclatura normalizada é importante em telerradiologia.

"É preciso chegar a acordo sobre o nome das coisas, ou seja, é preciso ter uma nomenclatura normalizada. Um mesmo procedimento radiológico deve ter o mesmo nome".

Na Noruega, foram envidados esforços para estabelecer uma nomenclatura comum para os procedimentos radiológicos. Se a telerradiologia for utilizada a nível internacional, é necessária uma normalização internacional da nomenclatura. A normalização do vocabulário clínico é igualmente importante.

Rotinas departamentais. Os fluxos de trabalho podem geralmente ser normalizados. A comunicação sobre rotinas comuns para os departamentos torna-se importante com um âmbito mais alargado de telerradiologia. As discussões sobre as rotinas podem ser importantes para a rapidez com que as respostas são recebidas. As rotinas comuns podem ser registadas por escrito. Todas as etapas do processo de trabalho podem ser comunicadas (desde a chegada do doente, ao envio das imagens, à receção das imagens pelo departamento de radiologia colaborador e à receção da resposta do radiologista pelo médico). As rotinas podem incluir a forma como o envio e a receção devem ser organizados. Um hospital que recebe imagens de muitos hospitais para interpretação pode viver o caos sem rotinas normalizadas. Se um hospital der instruções a outro para interpretar imagens, a regra pode ser que o primeiro hospital faça todo o trabalho preparatório. Por exemplo, o hospital emissor pode especificar quais as imagens de um exame de RM que pretende que o hospital recetor analise. Assim, o hospital recetor não tem de procurar em várias centenas de imagens (ou mais). Os hospitais universitários, em particular, podem receber grandes quantidades de imagens.

14) Razões económicas e éticas para a telerradiologia

Os incentivos económicos podem estimular o trabalho. Um parceiro de telerradiologia afirmou: "Os incentivos económicos são importantes para a telerradiologia. A comunicação deve ter um valor líquido", e outro: "Dinheiro, isto é, utilizar métodos de financiamento para incentivar. Atualmente, estamos a perder com a telerradiologia. Se olharmos para os recursos humanos, trata-se de uma atividade deficitária".

De acordo com a teoria económica, os incentivos económicos influenciam o comportamento (Aas 1995). Os incentivos económicos podem ser utilizados para

promover a telerradiologia e o tipo de imagens radiológicas transmitidas. Se os custos não forem cobertos, a telerradiologia representa uma perda económica. Isto torna-se particularmente importante com grandes volumes de telerradiologia.
Em economia da saúde, existem quatro tipos de análise (minimização de custos, custo-efetividade, análise custo-benefício e análise custo-utilidade) que consideram tanto os benefícios como os custos. A nova tecnologia pode levar à obtenção de mais segundas opiniões, mas a relação custo-eficácia de mais segundas opiniões quase não foi analisada até à data. A introdução em larga escala da telerradiologia oferece a oportunidade de beneficiar da reorganização (por exemplo, limitando o serviço de 24 horas a um menor número de hospitais). Esta nova oportunidade também quase não foi analisada em termos económicos até à data.

A ética é fundamental para o trabalho no sector dos cuidados de saúde. Os entrevistados mencionaram uma motivação ética, tendo um deles afirmado: "A nossa motivação é o facto de considerarmos que isto melhora tanto a qualidade que não seria ético fazer outra coisa", e outro: "Que as pessoas (nos serviços de radiologia) vejam o valor da causa e não pensem apenas nelas próprias".

Para os serviços de radiologia que transmitem imagens, a utilização da telerradiologia é indispensável. A telerradiologia pode melhorar a qualidade de tal forma que é eticamente inaceitável não a utilizar. Com a telerradiologia e o PACS, as imagens podem ser imediatamente acessíveis a todas as partes envolvidas. Por exemplo, radiologistas e clínicos em locais diferentes podem ver a mesma imagem e falar uns com os outros por telefone. Pode haver uma transferência de conhecimentos especializados, o que conduz a uma melhoria da qualidade. Sabemos de outras áreas que os membros de um grupo podem sentir um elevado nível de motivação se estiverem reunidas determinadas condições. Por exemplo: Se a tarefa de grupo for um trabalho holístico e significativo, os resultados do trabalho de grupo fazem a diferença para outras pessoas e a tarefa de grupo requer diferentes competências para uma conclusão bem sucedida (Cohen e Mankin 1999).

15) Ligação de todos os postos de trabalho do serviço

Todas as estações de trabalho radiológicas devem estar integradas na rede de um serviço, do hospital e da região de saúde: "*As estações de trabalho que recebem imagens devem estar integradas na rede do serviço - não pode ser utilizado um tele-estúdio no outro extremo do edifício*".Se a telerradiologia for efectuada apenas a partir de uma estação de trabalho, existe uma barreira à telerradiologia. Deve ser criada uma situação em que todas as imagens possam ser transmitidas de e para todas as estações de trabalho num departamento de radiologia. Especialmente se o volume for grande e a carga de trabalho tiver de ser distribuída por vários radiologistas. Sabe-se também que, noutros tipos de telemedicina, o equipamento facilmente disponível desempenha um papel importante no volume (Aas 2002a; 2002b).

16) Conhecimento da tecnologia e do pessoal informático

No que diz respeito ao funcionamento dos serviços de radiologia, a introdução do PACS e da telerradiologia baseada no PACS implica a necessidade de conhecimentos de TI. Os participantes na telerradiologia referem: *"Os conhecimentos técnicos desempenham um papel importante na facilidade de trabalho em conjunto", e "Em (nome do hospital) têm muito poucos conhecimentos para resolver os problemas que surgem. Trata-se de tecnologia", e "Muitos dos nossos problemas estão relacionados com as TI. Não recebemos o apoio de que precisamos - do departamento de TI - eles não compreendem o que fazemos e para que serve. Se vão para casa sem terem feito alguma coisa (por exemplo, uma reparação), pensam que não é o seu trabalho.*Se os parceiros tiverem bons conhecimentos de tecnologia, a colaboração funciona melhor. Muitos hospitais têm departamentos de TI. Se os departamentos de radiologia utilizam o departamento de TI partilhado do hospital, o pessoal de TI pode não conhecer as necessidades do departamento de radiologia. Deve ser-lhes dada uma introdução sobre o funcionamento de um departamento de radiologia, as suas necessidades, a sua relação com o resto do hospital e com outras áreas do sistema de saúde. As instruções de trabalho podem ser modificadas para incluir o apoio do departamento de radiologia. Coloca-se a questão de saber se os departamentos de radiologia devem empregar a sua própria equipa de TI. Os departamentos de radiologia de maior dimensão podem considerar a contratação de pessoal informático. O nível de apoio necessário pode ser um fator a ter em conta.

17) Tecnologia e colaboração

Várias empresas produzem sistemas de arquivo e comunicação de imagens. Não é óbvio que diferentes sistemas PACS possam comunicar entre si. Se os departamentos colaboradores tiverem a mesma tecnologia, a colaboração funciona melhor. Como solução, um parceiro de telerradiologia declarou: *"É necessário implementar menos sistemas PACS"*, e outro: *"Os fabricantes devem oferecer soluções PACS que possam comunicar entre si"*. Para além disso, um PACS não funciona sem um RIS (Radiology Information System): *"Os sistemas RIS também devem ser capazes de comunicar, uma vez que este é o sistema de recuperação da informação dos doentes"*. É de notar que diferentes sistemas de compressão de imagem podem impossibilitar a visualização das imagens pelo destinatário.

A transmissão de grandes quantidades de imagens radiológicas exige redes electrónicas de grande capacidade. É *preciso "construir uma rede de alta capacidade"*. Uma capacidade insuficiente leva a tempos de espera para a

Imagens. Se vários hospitais utilizarem um computador como armazenamento partilhado de imagens, as imagens e outras informações sobre os doentes estarão igualmente acessíveis a todos.

Capítulo 2

O CASO DA COOPERAÇÃO EM CONSULTAS DE TELEMEDICINA À DISTÂNCIA

No domínio dos cuidados de saúde, nem sempre estão disponíveis os conhecimentos especializados adequados no momento da consulta. O problema pode ser resolvido através do encaminhamento para um especialista. No entanto, a deslocação dos doentes até ao especialista pode ser morosa e dispendiosa, os doentes podem perder horas de trabalho e o tempo de espera pode ser longo.

As consultas de telemedicina à distância são uma alternativa às consultas tradicionais. As consultas à distância podem envolver a colaboração entre níveis de cuidados, trabalho interprofissional e trabalho entre especialidades. As consultas à distância envolvem frequentemente médicos de cuidados primários que consultam especialistas, mas as consultas à distância também têm outras aplicações. Por exemplo, um especialista num hospital pode pedir conselhos a um subespecialista sobre um caso difícil. Uma enfermeira psiquiátrica que cuida de um doente que foi transferido para a sua própria comunidade pode ter consultas regulares com o psiquiatra responsável pelo doente antes da alta do hospital psiquiátrico.
As consultas de telemedicina à distância podem ser consultas conjuntas entre médicos de clínica geral e especialistas na presença do doente. Sabe-se que as consultas conjuntas entre especialistas e médicos de clínica geral fora do âmbito da telemedicina conduzem a ganhos educacionais, melhoram o bem-estar dos doentes e permitem uma utilização mais eficiente do sistema de saúde (Harrison et al. 1996). Na consulta à distância, os envolvidos podem adquirir novos conhecimentos (Aas 2002b; 2005b), mas não são apenas os diretamente envolvidos que adquirem novos conhecimentos. Quem trabalha em telemedicina pode partilhar os seus conhecimentos com quem trabalha na sua vizinhança. O conhecimento é então adicionado ao conhecimento coletivo do grupo. O resultado pode ser a aprendizagem de conhecimentos profissionais, sobre outros processos de trabalho, valores e comportamentos no âmbito de outras disciplinas, o desenvolvimento de novos contactos e redes, a modificação da própria prática e a geração de novas ideias. Constrói-se uma compreensão mais alargada e multi-perspetiva. Por exemplo: Os conhecimentos dos cuidados primários sobre os cuidados de saúde locais e um conhecimento mais alargado da situação social dos doentes, combinados com a experiência profissional, podem fazer a diferença no trabalho clínico (Aas 2002a; 2002b; 2005b; 2007).

As medidas para melhorar a cooperação em consultas à distância foram desenvolvidas com base num estudo empírico (Aas 2001a). O estudo centrou-se em quatro áreas de aplicação/especialidades, nomeadamente a telepsiquiatria, a teledermatologia, a telepatologia de baixo custo e a teleotolaringologia. Nestes tipos de consultas à distância, o especialista consultado desempenha um papel importante, mas o pessoal do outro lado da rede também está ativo. No início da consulta à distância, comunicam com o especialista e definem o problema. No final da consulta, comunicam o diagnóstico e o tratamento. Se necessário, o médico de clínica geral pode ser instruído a passar receitas. Em teledermatologia e teleotolaringologia, o especialista dá instruções à pessoa do outro lado da rede sobre como operar a câmara ou o endoscópio com câmara ligada. Na telepsiquiatria, pode haver muita comunicação. Por exemplo, o pessoal que consulta o psiquiatra pode fornecer informações sobre o comportamento e os problemas do doente. O psiquiatra dá instruções ao pessoal para o tratamento posterior. É de notar que os doentes psiquiátricos se sentem mais abertos e confortáveis a comunicar através da telemedicina (Whitten e Kuwahara 2004) e até preferem a telepsiquiatria às consultas presenciais (Detmer 2000). Na patologia de secção congelada, as informações sobre o doente podem ser enviadas antecipadamente ao patologista por correio eletrónico. O cirurgião e o patologista podem comunicar sobre a informação. O cirurgião mostra então ao patologista o nódulo de tecido e decidem como este deve ser seccionado. Após a secção e a coloração, os técnicos de laboratório podem comunicar com o patologista sobre o funcionamento do microscópio e obter feedback sobre a qualidade técnica da secção. No final da sessão, o patologista comunica o diagnóstico ao cirurgião e este repete-o para se certificar de que não há mal-entendidos.O presente estudo resume as medidas destinadas a melhorar a cooperação nos quatro domínios de aplicação/áreas especializadas. Foi avaliada uma apresentação completamente separada, mas de pouca utilidade. As caraterísticas da cooperação em consultas à distância não dependem necessariamente da especialização (Aas 2001a).

Medidas para melhorar a cooperação nas consultas de telemedicina à distância
1) Experiência em consultas à distância

A experiência desempenha um papel positivo. Se os participantes forem experientes, a cooperação é melhor.

As consultas à distância por telemedicina não devem, de preferência, ser efectuadas apenas de vez em quando, mas a gestão pode incentivar um maior número de consultas à distância. A participação nas sessões não deve ser apenas rotativa entre um maior número de pessoas. Utilizar o mesmo grupo de pessoas significa mais experiência. As pessoas com experiência podem estar mais descontraídas em frente a uma câmara, o que facilita a colaboração. A experiência adquirida com o trabalho na sua própria especialidade desempenha aqui um papel importante. Em teleotolaringologia, pode ser mais fácil trabalhar com otorrinolaringologistas experientes e, em telepatologia de secção congelada, pode ser mais fácil trabalhar com cirurgiões experientes (Aas 2001a). É um erro pensar que a participação na telemedicina é apenas para jovens profissionais. Participar em consultas à distância significa trabalhar na "presença" de outros. Quando as tarefas bem aprendidas são realizadas na "presença" de outros, o estado de alerta e a motivação podem aumentar. No caso de tarefas difíceis, a "presença" de outros pode distrair e reduzir a precisão (Hinds e Kiesler 2002). As pessoas jovens e inexperientes podem achar o seu trabalho mais difícil.

As consultas telemédicas à distância implicam frequentemente o trabalho conjunto de pessoas de diferentes organizações. Trata-se de trabalho síncrono, o que significa que os participantes devem estar presentes ao mesmo tempo. Não é um dado adquirido que funcionários de diferentes organizações possam juntar-se a uma colaboração simultânea num curto espaço de tempo. Podem ter horários muito diferentes. Encontrar uma marcação sempre que o aconselhamento à distância é relevante pode facilmente consumir muito tempo. Existe uma solução para este problema. As sessões de telemedicina podem ser planeadas a longo prazo. Isto significa planear durante seis meses quando é que as sessões com consultas à distância devem ter lugar. Por exemplo, uma sessão pode ter lugar três horas depois do almoço, às segundas-feiras. As pessoas envolvidas podem elaborar um plano para seis meses, telefonando umas às outras e mantendo as suas agendas pessoais nas suas secretárias. Se as sessões de aconselhamento à distância tiverem lugar em estúdios, ambos devem ter uma opção de reserva para o respetivo estúdio disponível nos seus PCs (com uma indicação de quando o estúdio está livre). Com consultas semestrais, o problema de se encontrarem à mesma hora torna-se muito menor. É também mais fácil para os doentes encontrarem consultas e podem ser tratados mais cedo (Aas 2001a; 2001b: 2002a;2002b; 2005a;2005b). A tecnologia facilita a organização de reuniões de grupos multiprofissionais. Isto é importante no domínio da psiquiatria. Uma vez que os participantes não têm de se deslocar para as reuniões, é necessário menos tempo em geral. As reuniões podem ter lugar mais cedo e os doentes beneficiam de um plano de tratamento que inclui um contributo profissional mais alargado numa fase mais precoce. O serviço de secção congelada telepatológica é também uma colaboração multiprofissional. A preparação das secções de tecido e a consulta com o patologista demoram algum tempo. Um cirurgião envolvido num serviço de secção congelada telepatológica referiu: *"Muitas pessoas esperam por mim no bloco operatório. Por vezes, isso faz-me hesitar em fazê-lo"* (Aas 2001a; 2001b: 2002a; 2002b; 2005a; 2005b).

Quadro 2. Panorâmica das medidas de otimização da cooperação nas consultas de telemedicina à distância.

1) Experience with remote consultations	Better collaboration with participants who are experienced. Management can promote larger volumes of remote consultations, use the same set of persons for telemedicine, and use participants with several years of working experience from their discipline. It is also easier to collaborate with persons who are relaxed in front of a camera.
2) Meetin at the same time	Telemedicine remote consultations is synchronous work. Employees of different organizations may have highly different schedules and find it difficult to involve on short notice in a simultaneous collaboration. The solution can be long term planning by making half-year schedules for when sessions with remote consultations should take place.
3) Kn ing each other	Knowing one another can play a positive role for the collaboration. Face-to-face meetings can be organized. Having met each other personally is not decisive, but the collaboration can become easier.
4) Different personaliti	Personality plays a role for the collaboration. Important that participants are reliable, effective, and interested. Use persons with positive attitudes or motivate personnel for remote consultations.
5) Chairman for sessions ith several participants	When several speak at the same time, what is heard on the other side of the network becomes quite messy. A chairman should be appointed for such sessions. Those who want to speak can be added to a list of speakers, when it is a person's turn the microphone can be passed over, and the camera can be focused on the one speaking.
6) Good preparatio	Preparations play a positive role. Easier to collaborate with those who are well prepared and well structured. When necessary, participants should prepare for sessions.
7) Make participants responsib and distribute tasks	Easier to collaborate with those who are responsible formally and in reality. With many involved in a session, important to decide who should do what. Tasks should be distributed with a following responsibility.

8) Education and level of education	Participants should be educated for the telemedicine work, for example laboratory technicians should be educated for their work with telepathology frozen sections. Level of general education plays a role, for example psychiatrists can prefer patients to be followed to the studio by a general practitioner rather than a nurse.
9) Better collaboration with those who need help	Easier to collaborate with persons who need help. Need for help can be a criterion for connecting personnel to a network.
10) Interest for technology becomes a distraction	Occupation with technology during a session can disturb. Participants should be advised to focus on the patient during sessions, and not the technology.

3) Conhecermo-nos uns aos outros

O facto de se conhecerem uns aos outros pode desempenhar um papel positivo na colaboração. Os participantes no aconselhamento à distância podem dizer: "É mais fácil trabalhar com pessoas que conheço pessoalmente".

O facto de se encontrarem pessoalmente não é decisivo, mas a colaboração torna-se mais fácil (Aas 2001a). As consultas à distância significam trabalho de colaboração e resolução de problemas através da comunicação. As competências de comunicação são importantes para a colaboração (Cohen e Mankin 1999). Ao comunicar, deve ser criada e mantida uma base comum. As reuniões presenciais desempenham um papel importante neste domínio. As organizações que efectuam consultas à distância pela primeira vez devem organizar reuniões presenciais entre os participantes. A comunicação só é eficaz se todos os participantes tiverem um entendimento semelhante do que foi discutido e acordado (McCarthy e Monk 1994).

4) Personalidades diferentes

A personalidade desempenha um papel importante na cooperação. É importante que os participantes sejam fiáveis, eficazes e interessados. A direção pode destacar pessoas com uma atitude positiva ou motivar o pessoal para as consultas à distância. A telemedicina é pouco adequada para uma substituição arbitrária, por exemplo, no papel do médico de família.

Em geral, a cooperação pode depender de factores situacionais e individuais (Buunk et al. 1998; Chanlat 1997). Não há dúvida de que se observam diferenças de personalidade nas consultas à distância. São mais pronunciadas em psiquiatria do que noutras especialidades, mas este facto pode estar relacionado com sessões mais longas e conteúdos mais complexos. As pessoas com personalidades diferentes tendem a desgostar-se umas às outras. A medida em que uma parte não gosta da outra é designada por afeto (Brown et al. 2002). Uma pessoa com afeto negativo é hostil, irritável, perturbada, nervosa e ansiosa. Uma pessoa com afeto positivo é determinada, orgulhosa, forte, interessada, ativa e inspirada (Brown et al. 2002). A ausência de colaboração pode estar associada a um estado afetivo negativo (Brown et al. 2002), mas a ausência não é comum no aconselhamento à distância. Não é fácil para aqueles que concordaram em participar estarem ausentes, e os participantes podem ter-se selecionado uns aos outros para a colaboração em telemedicina. Na comunicação informatizada, as pessoas gostam mais daqueles que contribuem mais para os esforços do grupo. Nos grupos presenciais, o gosto tende a depender de factores não relacionados com a tarefa (Walther et al. 2005). Nas consultas à distância, cada um deve cumprir a sua tarefa.

A colaboração telemédica não é apenas um processo profissional, mas também um processo social. A confiança desempenha um papel importante nos processos sociais. Nas relações de colaboração virtual, a confiança é um fator importante (Brown et al. 2002) e a falta de confiança é uma dificuldade potencial (Barret et al. 2004). Na literatura sobre equipas virtuais, tem sido dada especial atenção à confiança (Walther et al. 2005). No trabalho virtual, a confiança desenvolve-se com o tempo (mais experiência de trabalho em conjunto), mas pode ser mais difícil de manter em grupos virtuais (Walther et al. 2005). A confiança depende de relações pessoais, experiências passadas, normas partilhadas de empenhamento e responsabilidade (Walther et al. 2005). As equipas virtuais podem ser autogeridas, mas poderia ser dada mais atenção à gestão das equipas virtuais. Uma boa liderança pode desempenhar um papel no desenvolvimento da confiança. A confiança e os traços de personalidade também podem estar relacionados. A desconfiança pode ter origem em diferentes personalidades. É possível que o simples facto de seguir regras reduza a incerteza e conduza à confiança e à simpatia nos grupos virtuais (Walther et al. 2005). Talvez as regras sejam benéficas para o trabalho de grupo em geral e não apenas para os grupos virtuais (Walther et al. 2005). A "regra" para conduzir o aconselhamento à distância encontra-se no aconselhamento normal. A impressão geral é que a colaboração no aconselhamento à distância funciona bem. Isto pode ser explicado pelo facto de os procedimentos e papéis serem bastante semelhantes aos das consultas normais. É de salientar que a confiança e a simpatia estão associadas à produtividade (Walther et al. 2005).

5) Presidente de reuniões com vários participantes

Quando a colaboração tem lugar através das telecomunicações, torna-se particularmente visível quando todos falam ao mesmo tempo. O que pode ser ouvido do outro lado da rede eletrónica torna-se bastante confuso.

Deve ser nomeado um presidente, nomeadamente para as reuniões com muitos participantes. O presidente pode intervir nas reuniões de telemedicina. As pessoas que desejem intervir podem ser acrescentadas a uma lista de oradores. Quando for a vez de uma pessoa falar, o microfone pode ser passado e a câmara apontada para a pessoa que está a falar. Torna-se muito visível quando alguém está sempre a falar. A tecnologia em si tem o potencial de melhorar a colaboração.

6) Bons preparativos

É mais fácil trabalhar com quem está bem preparado e bem estruturado.

A preparação desempenha um papel positivo. Se os participantes estiverem preparados para as sessões de telemedicina, isso tem um efeito positivo na colaboração. Se necessário, os participantes devem preparar-se para as sessões.

7) Atribuição de responsabilidades aos participantes e distribuição de tarefas

Parece ser "mais fácil trabalhar com aqueles que são formalmente e efetivamente responsáveis".

A direção de nível superior deve nomear uma pessoa responsável pelas consultas à distância. As tarefas e responsabilidades devem ser distribuídas. Se houver muitas pessoas envolvidas numa reunião, é importante decidir quem deve fazer o quê. Os próprios participantes podem ser responsabilizados por esta tarefa.

8) Educação e nível de educação

As consultas à distância exigem que os participantes sejam formados nas várias partes do processo de produção. Por exemplo, os técnicos de laboratório devem ser formados no seu trabalho com secções congeladas telepatológicas.

Os participantes devem receber formação para o trabalho de telemedicina. Isto inclui aprender a utilizar a tecnologia. O nível de formação geral também desempenha um papel importante. Os psiquiatras, por exemplo, podem preferir que os doentes sejam acompanhados ao estúdio de telemedicina por um médico de clínica geral e não por um enfermeiro.

9) Melhor cooperação com quem precisa de ajuda

É mais fácil trabalhar com pessoas que precisam de ajuda.

Quando se trata de ligar pessoas, a necessidade de ajuda pode ser um critério de inclusão na rede. As pessoas que precisam de ajuda estão mais motivadas.

10) O interesse pela tecnologia torna-se uma distração

O interesse pela tecnologia não é apenas positivo. O envolvimento com a tecnologia durante uma sessão pode ser uma distração.

Os participantes devem ser aconselhados a concentrarem-se no doente e nas questões relevantes durante as sessões. Não na tecnologia.

Capítulo 3

CARACTERÍSTICAS GERAIS DA COOPERAÇÃO EM MATÉRIA DE TELEMEDICINA

Este estudo utiliza dois exemplos de colaboração em telemedicina. Estes exemplos representam a telemedicina síncrona (consulta à distância) e assíncrona (telerradiologia). O trabalho síncrono e assíncrono são duas formas distintas de trabalhar. Existem também outros exemplos de trabalho síncrono (por exemplo, teledialysis) e assíncrono (por exemplo, store-and-forward teledermatology) em telemedicina. Devido à falta de dados sobre a colaboração, estes exemplos não são aqui apresentados.
A impressão geral é que a colaboração telemédica pode funcionar bem. Isto aplica-se tanto à telerradiologia como às consultas à distância. A tecnologia da comunicação não constitui um obstáculo intransponível a uma boa cooperação. Foi sugerido que é importante para uma boa cooperação que os grupos de trabalho tenham as mesmas normas e a mesma visão do objetivo (Schulman 1996). Para os participantes na telemedicina, os objectivos comuns são provavelmente fazer um diagnóstico correto e proporcionar um bom tratamento.

Este estudo mostra que uma boa colaboração depende de vários factores. Embora a telerradiologia e as consultas à distância sejam formas bastante diferentes de telemedicina, encontramos semelhanças (e diferenças) óbvias nas medidas para uma boa colaboração. Quando o trabalho é efectuado através de telecomunicações, encontramos alguma semelhança nas medidas de colaboração necessárias. As diferenças nas medidas de colaboração podem dever-se à diferente natureza dos serviços (a radiologia e as consultas clínicas à distância são processos de trabalho diferentes) e à sua natureza síncrona e assíncrona. Para a telerradiologia, estão listadas 17 medidas para melhorar a colaboração (Tabela 1), para as consultas remotas de telemedicina 10 medidas (Tabela 2). Três medidas para melhorar a colaboração são as mesmas tanto para a telerradiologia como para a consulta à distância: (1) atribuir responsabilidades a alguém e distribuir tarefas; (2) organizar reuniões presenciais. O facto de se conhecerem uns aos outros desempenha um papel positivo; (3) a telemedicina deve ser organizada de forma a que os participantes ganhem mais experiência com a telemedicina. A colaboração funciona melhor quando o volume é maior.

Na telemedicina, é importante definir claramente as funções. Deve ser claro quem deve fazer o quê e quem é responsável pelo quê. Na telerradiologia, isto pode ser tão importante que
sem "- a colaboração torna-se um pouco caótica". A coordenação entre sítios é importante na telemedicina. Quando os grupos de trabalho individuais têm em conta as actividades dos outros grupos, a coordenação está completa. É necessária uma boa coordenação para que o trabalho possa ser concluído sem atrasos, para que todos os

elementos do processo de trabalho sejam executados e para que se evite a duplicação de trabalho. Numa situação aguda, as consequências médicas de uma má coordenação podem ser graves. Podem ser criados planos de cuidados individualizados para doentes com necessidades de cuidados médicos complexos. Os planos individuais podem ser electrónicos, disponibilizados a partir de diferentes locais e mostrar o papel das diferentes organizações (e indivíduos) na satisfação das necessidades. No caso das redes virtuais em regiões ou grandes organizações, alguns podem pensar que o valor de uma rede aumenta com o número de participantes, mas se os custos de coordenação aumentam à medida que o número de participantes aumenta, isso deve ser tido em conta.

A ideia de que o contacto presencial é o padrão de ouro universal da comunicação não é apoiada por todos (Olson et al. 2002). A comunicação por telemedicina pode funcionar bem, mas a telemedicina parece exigir que os participantes se conheçam e que se encontrem de vez em quando. A falta de interação cara a cara pode dificultar a obtenção de um significado e compreensão partilhados, o acordo sobre procedimentos comuns, o desenvolvimento de uma estrutura de trabalho acordada e a resolução de conflitos (Karasti et al. 1998; Mohrman 1999). Pode ser necessário um contacto presencial regular para reforçar as relações entre os participantes (Barret et al. 2004). A frequência da comunicação telemédica é um fator em si mesmo. Muito trabalho em telemedicina traz muita experiência e torna a telemedicina rotineira. A comunicação de rotina frequente contribui para uma boa coordenação (Staples e Cameron 2005). É razoável acreditar que um elevado nível de telemedicina leva a que as organizações se tornem mais semelhantes nos seus processos de trabalho. As organizações precisam de aprender umas com as outras a trabalhar em conjunto de forma eficaz ou continuarão a debater-se com a falta de coordenação.

Outras medidas de colaboração em telerradiologia também apresentam algumas semelhanças com as medidas de colaboração em consultas à distância: (1) a medida "problemas de recrutamento em telerradiologia" tem algumas semelhanças com a medida "personalidades diferentes" nas consultas à distância; (2) as medidas de telerradiologia "melhor formação dos técnicos de radiologia", "aprendizagem aprofundada dos procedimentos" e "conhecimento da tecnologia e do pessoal informático" têm algumas semelhanças com a medida de consulta à distância "educação e nível dc instrução"; (3) A medida de telerradiologia "Ligação de todas as estações de trabalho no departamento" tem semelhanças com a medida "O equipamento facilmente disponível desempenha um papel no volume de consultas à distância" (Aas 2002a). De facto, quase metade das medidas de cooperação, tanto para a telerradiologia como para as consultas à distância, são semelhantes ou apresentam alguma semelhança.

Um estudo sobre reuniões electrónicas gerais mostrou que pode ser mais difícil chegar a acordo em reuniões electrónicas do que em reuniões presenciais e que as decisões podem ser mais pouco convencionais (Kiesler e Sproull 1992). Os dados relativos à telemedicina não confirmam estas conclusões. Tem sido sugerido que os grupos de trabalho podem passar por uma crise na sua história que altera a forma como o trabalho é efectuado (Morton 1991; Shulman 1996). O presente estudo não fornece provas de episódios mais dramáticos na colaboração em telemedicina, mas é evidente que a experiência foi adquirida e que a prática se alterou em conformidade. A colaboração pode ser dominada por pessoal com estatuto mais elevado (Chanlat 1997; Wagner 2002). Há poucas razões para acreditar que as diferenças de estatuto desempenham um papel negativo importante na colaboração em telemedicina. A telemedicina pode tornar as diferenças de estatuto menos visíveis. É concebível que as diferenças nas linguagens, valores e objectivos profissionais sejam um problema quando diferentes profissões trabalham em conjunto, mas este não parece ser um problema particular na telemedicina.

Capítulo 4

O QUE AS ORGANIZAÇÕES PODEM FAZER

Pouca telemedicina significa uma discrepância entre a atividade permitida pela tecnologia e a atividade real. Este estudo mostra que as organizações que planeiam um maior volume de tele-saúde ainda têm um longo caminho a percorrer. As organizações de saúde devem adotar medidas para melhorar a colaboração. O pleno potencial da tele-saúde só pode ser realizado através da implementação de medidas de colaboração. Se as organizações que estão a começar com a tele-saúde estão a ter dificuldades em pô-la a funcionar, a resposta pode ser beneficiar da experiência de outros. Este estudo torna possível que não seja necessário começar do zero.

A cooperação inter-organizacional exige o envolvimento da direção da empresa. Na telemedicina, a direção deve ser envolvida a vários níveis. Incluindo o nível de gestão de topo. Foi sugerido que a cooperação a nível operacional é mais fácil de alcançar. A cooperação a nível estratégico é mais problemática (van Gils 1984). Estes problemas podem estar relacionados com o receio de perder poder e controlo. A telemedicina pode ser relevante para questões políticas e, nesse caso, os decisores políticos devem ser envolvidos. Existem cinco princípios básicos para a colaboração em geral: supervisão direta, normas e métodos, resultados de desempenho, capacidades e alinhamento mútuo (Hatchel 1997). Com base no exposto, as medidas para melhorar a cooperação em telemedicina podem ser muito mais concretas e específicas. A colaboração em telemedicina requer um trabalho organizacional preparatório. Os gestores de diferentes organizações podem percorrer as diferentes etapas do processo de produção e perguntar-se que medidas são necessárias. As medidas mais óbvias a considerar são as 17 para a telerradiologia e as 10 para as consultas de telemedicina à distância. As partes responsáveis devem celebrar um acordo antes do início da cooperação em matéria de telemedicina. O acordo pode ser sujeito ao controlo do cumprimento das obrigações de cada parceiro, ou seja, a utilização de recursos (pessoal e equipamento) e o controlo de qualidade. Recomenda-se que os gestores liderem os processos de mudança nas suas organizações.

Além disso, a responsabilidade pela telemedicina pode ser atribuída a um grupo de trabalho de telemedicina, e os procedimentos e diretrizes para a sua utilização podem ser publicados de forma acessível a todos. Estes grupos de trabalho podem ser interprofissionais. Nos grupos interprofissionais temos o conhecimento de diferentes profissões e dos seus métodos de trabalho. Os grupos interprofissionais podem mais facilmente encontrar soluções que funcionem para todos.

CONCLUSÕES

Há problemas com as organizações virtuais, mas também há soluções para esses problemas. As medidas de colaboração são importantes. As organizações que planeiam a telessaúde como uma atividade normal, e não apenas como um projeto liderado por um defensor, têm um trabalho a fazer. Nenhum dos problemas com a colaboração em telemedicina é suficientemente grande para impedir uma colaboração efectiva. Temos uma compreensão básica da colaboração em tele-saúde. A implementação de medidas para melhorar a colaboração pode evitar que os problemas de colaboração atrasem o trabalho em telemedicina. Algumas medidas para melhorar a colaboração são semelhantes para a telerradiologia e a consulta à distância, mas as diferentes aplicações podem exigir medidas ligeiramente diferentes para melhorar a colaboração. Para o futuro da telemedicina, considera-se importante que a investigação inclua estudos de colaboração para aplicações não abrangidas aqui. Deverá ser desenvolvido um conjunto de conhecimentos com informação sobre as medidas de colaboração necessárias para as diferentes aplicações.

REFERÊNCIAS

Aas, I.H.M. 1995. "Incentives and financing methods". Política de Saúde 34: 205-220.

Aas, I.H.M. 1997. "Mudança organizacional: descentralização nos hospitais". Internacional .

Jornal de Planeamento e Gestão da Saúde 12: 103-14.

Aas, I.H.M. 2001a. "Telemedicine work and collaboration," Journal ofTelemedicine and Telecare7: 212-218.

Aas, I.H.M. 2001b. "A qualitative study of the organisational consequences of telemedicine" [Um estudo qualitativo das consequências organizacionais da telemedicina]. Journal ofTelemedicine and Telecare 7: 18-26.

Aas, I.H.M. 2002a. "Changes in the work situation through telemedicine". Journal of Telemedicine and Telecare 8: 41-47.

Aas, I.H.M. 2002b. "Learning in organisations working with telemedicine" [Aprendizagem em organizações que trabalham com telemedicina]. Journal of

Telemedicine and Telecare 8: 107-111.

Aas, I.H.M. 2003: "The organisation of remote consultations in healthcare - the production process". Comportamento e Tecnologia da Informação; 22: 91-100.

Aas, I.H.M. 2005a "Organisational cooperation in teleradiology" (Cooperação organizacional em telerradiologia). Journal ofTelemedicine and Telecare 11: 45-50.

Aas, I.H.M. 2005b. "ICT-enabled collaborative work: health care and the concept of learning organisations". Em D.C. Bangert, R. Doktor (Eds.). Human and organisational dynamics in e-health (Dinâmica humana e organizacional na saúde eletrónica). Abingdon: Radcliffe Medical Press (pp. 303-317).

Aas, I.HM. 2007. "Líder. O futuro da telemedicina - aceite o desafio organizacional!" Journal ofTeleme.d.icine and Telecare 13: 379-381.

Aas, I.HM. 2011. "Consequências organizacionais da telemedicina. Generalização dos resultados de estudos noruegueses". Actas de eHealth and TeleMed 2011: Raising the standard - improving care, cutting costs. Londres.

Aas, I.H.M. 2013. "Melhorar a segurança dos doentes através da telemedicina.

Explorando factores organizacionais". Em A. Moumtzoglou, A. Kastania (Eds.). E-Health Technologies and Improving Patient safety: Exploring Organisational Factors [Tecnologias de saúde eletrónica e melhoria da segurança dos doentes: exploração de factores organizacionais]. Hershey: IGI Global (pp.56-70).

Barrett, M., S. Cappleman, G. Shoib e G. Walsham. 2004, "Learning in knowledge communities: managing technology and context". European Management Journal 22: 1-11.

Berggren, L. 1989. "Manniskors revir i halso- och sjukvardsorganisationen". Em L. Kohler (Ed). Folkhalsovetenskap. Ettnordisktperspektiv. Gotemburgo: NHV-rapport 1989 (2) (pp.197212).

Biggs, S. 1997. "Cooperação interprofissional: problemas e perspectivas". InJ. Ovretveit, P. Mathias, T. Thomson (Eds). Interprofessional working in health and social care.

Houndsmills: MacMillan Press Ltd (pp. 186-200).

Brown, H.G., M.S. Poole e K.V. Walsum. 2002, "Trust, trait theory, and collaboration in telemedicine: a circumplex perspective". [th]Proc 36 Hawaii International Conference on System Sciences (HICSS'03). Washington DC: IEEE Computer Society.

Buunk, B.P., J.de Jonge, J.F. Ybema e C.J. de Wolff. 1998. "Aspectos psicossociais do stress profissional". Em P.J.D. Drenth, H. Thierry H., C.J. de Wolff CJ (Eds.). Handbook of work and organisational psychology. Volume 2: Psicologia do trabalho. 2 [nd]edn. East Sussex: PsychologyPress Ltd (pp. 145-182).

Caramella, D., J. Reponen, F. Fabbrini e C. Bartolozzi C. 2000. "Telerradiologia em Europa". Jornal Europeu de Radiologia 33: 2-7.

Cascio, W.F. 1999. "Virtual workplaces: Implications for organisational behaviour" (Locais de trabalho virtuais: implicações para o comportamento organizacional). In C.L. Cooper, D.M. Rousseau (Eds.). Trends in Organizational Behaviour. Volume 6: The virtual organization. Chichester: John Wiley & Sons Ltd (pp. 1-14).

Chanlat, J-F. 1997. "Conflito e política". Em A. Sorge, M. Warner (Eds.). The IEBM Handbook of Organizational Behaviour. Londres: International Thomson Business Press (pp. 472-80).

Chen, F., N.C. Romano, J.F. Nunamaker e R.O. Briggs. 2002. "Uma arquitetura de gestão de projectos colaborativa". [th]Proc 36 Hawaii International Conference on System Sciences (HICSS'04). Washington DC: IEEE Computer Society.

Cohen, S.G. e D. Mankin. 1999. Collaboration in the virtual organization. Em C.L. Cooper, D.M. Rousseau (Eds.). Trends in organisational behaviour. Volume 6. the virtual organization. Chichester: John Wiley & Sons Ltd (pp. 105-120).

Demiris, G., S. Speedie, S. Finkelstein S. e I. Harris I. 2003. "Communication patterns and technical quality of virtual visits in home care". Journal ofTelemedicine and Telecare 9: 210215.

Detmer, D.E. 2000: "Information technology for quality health care: a summary of experience in the United Kingdom and the United States". Quality in Health Care 9: 181-89.

Dhar, V. e M.H. Olson. 1989, "Assumptions underlying systems that support workgroup collaboration". Em M.H. Olson (Ed.). Technological support for work group collaboration.

Hillsdale NJ: Lawrence Erlbaum Associates Publishers (pp.33-50).

Eason, K. 2001. "Changing perspectives on the organisational consequences of information technology". Comportamento e Tecnologia da Informação 20: 323-328.

Eikebrokk, T.R. 1997. "Kommunikasjonsteknologier i organisasjoner - En studie av evalueringer og bruk." Bergen, Escola Norueguesa de Economia e Administração de Empresas (dissertação).

Gils, M.R.van. 1984. "Interorganisational relationships and networks". Em P.J.D. Drenth, H. Thierry, P.J. Willems, C.J. deWolff (Eds.). Handbook of Industrial and Organisational Psychology. Volume 2. Chichester: John Wiley & Sons Ltd (pp.1073-1100).

Hagedoorn, J. e J. Duysters. 2002, "Learning in dynamic inter-organisational networks: The efficacy of multiple contacts". Organisation Studies 23: 525-548.

Haggerty, J.L., R.J. Reid , G.K. Freeman, B.H. Starfield, C.E. Adair, R. McKendry.

2003. "Continuity of care: a multidisciplinary review". British Medical Journal 327: 1219- 1221.

Harrison, R., W. Clayton, e P. Wallace P. 1996. "Can telemedicine be used to improve communication between primary and secondary care?" British Medical Journal 313:13771380.

Hatchuel, A. 1997. "Coordination and control". Em A. Sorge, M. Warner (Eds.). The IEBM Handbook of Organizational Behaviour. Londres: International Thomson Business Press (pp.330-339).

Hertog, F. den, e T. Tolner. 1997." Grupos e equipas". Em A. Sorge, M. Warner (Eds.). The IEBM Handbook of Organisational Behaviour (Manual de Comportamento Organizacional da IEBM). Londres: International Thomson Business Press (pp.492-501).

Hinds, P., e S. Kiesler. 2002. "Trabalho distribuído". Distributed work. Boston, Massachusetts Institute of Technology (pp.xiii- xviii).

Karasti, H., J. Reponen, O. Tervonen, e K. Kuuti. 1998: "The teleradiology system and changes in working practice". Computer Methods and Programmes in Biomedicine 57: 69-78.

Kiesler, S., L., e L. Sproull. 1992. "Group decision making and communication technology." Organizational Behaviour and Human Decision Processes 52: 96-123.

Krupinski, E., K., K. McNeill, K. Haber e T. Ovitt. 2003. "Serviço de telerradiologia de grande volume: foco na satisfação do radiologista". Journal ofDigital Imaging 16: 203-209.

Laegreid, P. 1991. "Modernisering og malstyring i staten" [Modernização e gestão por objectivos no Estado]. [Modernização e gestão por objectivos no Estado]. In P. L®greid (Ed.). Malstyring og virksomhetsplanlegging i offentlig sektor. Bergen: Alma Mater Forlag AS 1991 (pp.7-12).

McCarthy, J.C., e A.F. Monk. 1994, "Measuring the quality of computer-mediated communication". Behaviour & Infformation Technology 13: 311-319.

McCaughan, W.T. 1998. "Oportunidades e desafios das telecomunicações para os profissionais de saúde". Em M.L. (Ed.). Telecomunicações para profissionais de saúde. Providing successful distance education and telehealth. Nova Iorque: Springer Publishing Company (pp. 1-20).

Mintzberg, H. 1994, The rise and fall of strategic planning. Nova Iorque: The Free Press.

Mohrman, S.A. 1999. "The contexts for geographically dispersed teams and networks." Em C.L. Cooper, D.M. Rousseau (Eds.). Trends in organisational behaviour. Volume 6: A organização virtual. Chichester: John Wiley & Sons Ltd (pp.63-80).

Morton, M.S.S. 1991: A empresa dos anos noventa. Information technology and organisational change. Nova Iorque, Oxford University Press.

Mynatt, E.D., A. Adler, M. Ito e V.L. O'Day. 1997. "Design para comunidades em rede". In .

S. Pemberton (Ed.). Conferência sobre Factores Humanos em Sistemas Informáticos.

Actas da Conferência CHI 97. Atlanta Geórgia: ACM Press (pp.210-17).

Olsson, J.S., S. Teasly, L. Covi e G. Olson. 2002, "The (currently) unique advantages of collocated work". Em P. Hinds, S. Kiesler S (Eds.). Distributed work. Boston: Massachusetts Institute of Technology (pp.113-135).

Paul, D.L. 2005. "Actividades de colaboração em ambientes virtuais: Case studies of telemedicine". thProc 38 Hawaii International Conference on System Sciences (HICSS'04). Washington DC, IEEE Computer Society.

Universidade de Princeton. Wordnet A Lexical Database for English. Disponível em: http://wordnet.princeton.edu Acedido em 6 de fevereiro de 2014.

Ruggiero, C. 1998. "Teleradiologia: uma visão". Journal ofTelemedicine and Telecare 4: 2535.

Schilling, M.A. 2005. Gestão estratégica da inovação tecnológica. Nova Iorque, McGraw-Hill Irwin.

Schmitz, J. e J. Fulk. 1991: "Organisational colleagues, media richness, and electronic mail". Communication Research 18: 487-523.

Shulman, A.D. 1996. "Putting group information technology in its place: Communication and good work group performance". Em S.R. Clegg SR, C. Hardy, W.R Nord (Eds,). Handbook of Organisation Studies. Londres: Sage Publications (pp.357-74).

Standing, C., R. Gururajan, S. Standing e H. Cripps. 2014: "Tirar o máximo partido da experiência virtual em ambiente de telemedicina e telessaúde. "Journal of Organisational Computing and Electronic Commerce 24: 138-156.

Staples, D.S., A.F., e Cameron AF. 2005. "The effect of task design, team characteristics, organisational context and team process on the performances and attitudes of virtual team members". [th]Proc 38 Hawaii International Conference on System Sciences (HICSS'04).

Washington DC, IEEE Computer Society.

Uldal, S.B., e J. Stormer. 1998. "Oppstartavteleradiologi." NordiskMedicin 113: 122-128.

Wagner, E.H. 2000: "The role of patient care teams in chronic disease management".

British Medical Journal 320: 569-572.

Walther, J.B., U. Bunz, N.N. Bazarova. 2005. "As regras dos grupos virtuais". [th]Proc 38 Hawaii International Conference on System Sciences (HICSS'04). Washington DC, IEEE Computer Society.

Webster's New World Dictionary. Nova Iorque: Prentice Hall, 1994.

Welsh, T., e M. Pringle. 2001. "Social capital". British Medical Journal 323: 177-178.

Whitten, P., e E. Kuwahara. 2004: "A multiphasic telepsychiatry program in Michigan: organisational factors affecting use and user perceptions" [Um programa de telepsiquiatria multifásica no Michigan: factores organizacionais que afectam a utilização e as percepções dos utilizadores]. Journal of Telemedicine andTelecare 10: 254-61.

Wotton, R., K. Harno, e J. Reponen. 2003. "Organisational aspects of e-referrals" [Aspectos organizacionais das referências electrónicas]. Journal ofTelemedicine and Telecare 9(Suppl 2): 76-79.

Índice

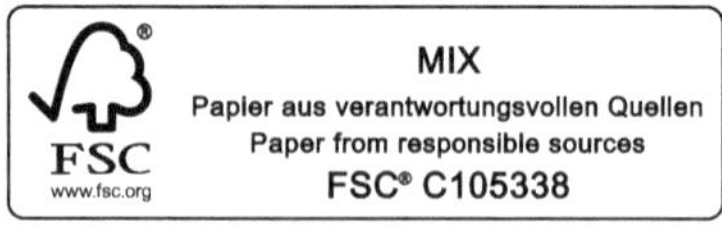

Printed by Books on Demand GmbH, Norderstedt / Germany